1

Yoga per un sonno migliore e una funzione cerebrale

Di

Rizwan Chuhan

2

3

4

Sommario

INTRODUZIONE 10

Spiegazione dell'importanza del sonno e della funzione cerebrale 14

Come lo yoga può aiutare a migliorare il sonno e la funzione cerebrale...............................18

Breve panoramica dei contenuti del libro..............................23

CAPITOLO 1: COMPRENSIONE DEL SONNO E DELLA FUNZIONE CEREBRALE 30

La scienza dietro il sonno e il suo impatto sulla funzione cerebrale 35

Disturbi del sonno comuni e loro effetti sulla funzione cerebrale ..41

Il ruolo dello stress nel sonno e nella funzione cerebrale 46

CAPITOLO 2 51

YOGA PER DORMIRE MEGLIO 51

Panoramica delle pratiche yoga che possono migliorare il sonno 56

Asana (pose) e sequenze specifiche per dormire meglio ...61

Tecniche di respirazione (pranayama) per favorire il

rilassamento e calmare la mente 67

Pratiche di meditazione per alleviare la mente e favorire il sonno...72

CAPITOLO 3 :.....................................76

YOGA PER UNA MIGLIORE FUNZIONE CEREBRALE....................76

Panoramica delle pratiche yoga che possono migliorare la funzione cerebrale 81

Asana e sequenze specifiche per una migliore funzione cerebrale 85

Tecniche di respirazione 89

Per aumentare il flusso di ossigeno al cervello e migliorare la funzione cognitiva 89

Pratiche di meditazione per migliorare la concentrazione, la concentrazione e la chiarezza mentale 93

CAPITOLO 4 : 97

METTERE TUTTO INSIEME 97

Suggerimenti per sviluppare una pratica yoga coerente per un sonno migliore e una funzione cerebrale 102

Esempio di routine quotidiana per risultati ottimali 107

Incorporare altre sane abitudini per sostenere il benessere generale..................112

CONCLUSIONE 117

Riepilogo dei benefici dello yoga per un sonno migliore e una funzione cerebrale.....................119

Pensieri finali e incoraggiamento a continuare a praticare lo yoga per migliorare la salute e il benessere........................123

9

INTRODUZIONE

Il sonno è un aspetto essenziale della nostra vita quotidiana. Aiuta i nostri corpi a riparare, ripristinare e ringiovanire. Una buona qualità del sonno ha anche un impatto significativo sul nostro benessere mentale ed emotivo. D'altra parte, un sonno scarso può portare a vari problemi di salute, come diminuzione dell'immunità, obesità e depressione. La funzione cerebrale è anche strettamente correlata al sonno e la privazione del sonno può influenzare le nostre capacità cognitive, la memoria e il processo decisionale.

Lo yoga è una pratica olistica che esiste da migliaia di anni. Combina posture fisiche, tecniche di respirazione e pratiche di meditazione per promuovere la salute e il benessere generale. Negli ultimi anni, lo yoga ha guadagnato popolarità come terapia complementare per migliorare il sonno e la funzione cerebrale.

In questo libro esploreremo come lo yoga può aiutare a

migliorare la qualità del sonno e la funzione cerebrale. Discuteremo la scienza dietro il sonno e il suo impatto sulla funzione cerebrale. Approfondiremo anche le varie pratiche yoga che possono aiutare a promuovere un sonno migliore e una funzione cerebrale, tra cui asana specifiche, tecniche di respirazione e pratiche di meditazione.

Che tu sia un esperto praticante di yoga o un principiante, questo libro ti fornirà consigli e strumenti pratici per aiutarti a dormire meglio e migliorare la tua funzione cerebrale. Quindi, iniziamo il viaggio verso una salute e un benessere migliori attraverso la pratica trasformativa dello yoga.

14

Spiegazione dell'importanza del sonno e della funzione cerebrale

Certo, ecco una spiegazione dell'importanza del sonno e della funzione cerebrale:

Importanza del sonno e della funzione cerebrale

Il sonno è essenziale per il nostro benessere fisico, mentale ed emotivo. Durante il sonno, il nostro corpo attraversa una serie di processi riparativi che aiutano a riparare e rigenerare i nostri tessuti e organi. Il sonno svolge anche un ruolo cruciale nella regolazione del metabolismo, del sistema immunitario e dei livelli ormonali.

Inoltre, il sonno ha un impatto significativo sulla nostra funzione cerebrale. Il nostro cervello usa il sonno per consolidare ed elaborare le informazioni, permettendoci di ricordare e ricordare meglio ciò che abbiamo imparato durante il giorno. Una buona qualità del sonno è anche legata al miglioramento delle capacità cognitive, come l'attenzione, la risoluzione dei problemi e il processo decisionale.

D'altra parte, la privazione del sonno o la scarsa qualità del sonno possono avere effetti dannosi sulla nostra funzione cerebrale. Può portare a disturbi della memoria, diminuzione della concentrazione e ridotta creatività. La privazione del sonno è stata anche collegata a varie condizioni di salute mentale, come ansia e depressione.

In sintesi, il sonno è vitale per mantenere la nostra salute e il nostro benessere generale e svolge un ruolo cruciale nel promuovere una funzione cerebrale ottimale. Pertanto, è essenziale dare priorità al sonno di buona qualità come parte della nostra routine quotidiana.

Come lo yoga può aiutare a migliorare il sonno e la funzione cerebrale

Certo, ecco come lo yoga può aiutare a migliorare il sonno e la funzione cerebrale:

Come lo yoga può aiutare a migliorare il sonno e la funzione cerebrale

Lo yoga è una pratica olistica che può giovare sia alla nostra salute fisica che a quella mentale. Attraverso l'uso di posture specifiche, tecniche di respirazione e pratiche di meditazione, lo yoga può aiutare a promuovere un sonno migliore e migliorare la funzione cerebrale.

Le asana yoga, o posture fisiche, possono aiutare a rilassare il corpo e liberare la tensione. Allungando e rafforzando i muscoli, le asana possono aiutare ad alleviare il disagio fisico, che può migliorare la qualità del sonno. Alcune asana, come i piegamenti in avanti e le inversioni, possono anche aiutare a calmare la mente e ridurre l'ansia, il che può essere utile per favorire il rilassamento e un sonno migliore.

Anche le tecniche di respirazione, o pranayama, possono essere utili per promuovere un sonno migliore e migliorare la funzione cerebrale. Esercizi di respirazione profonda, come Nadi Shodhana (respirazione a narici alternate) e Ujjayi (respiro vittorioso), possono aiutare a calmare la mente e ridurre i livelli di stress, che possono essere utili per favorire il rilassamento e un sonno migliore. Inoltre, il pranayama può aumentare il flusso di ossigeno al cervello, che può aiutare a migliorare la funzione cognitiva e la chiarezza mentale.

Le pratiche di meditazione possono anche essere utili per promuovere un sonno migliore e migliorare la funzione cerebrale. Concentrandosi sul respiro e calmando la mente, la meditazione può aiutare a calmare il sistema nervoso e ridurre i livelli di stress. La pratica regolare della meditazione può anche aiutare a migliorare la concentrazione e la messa a fuoco, il che può essere utile per migliorare le capacità cognitive.

In sintesi, lo yoga può essere uno strumento efficace per migliorare la qualità del sonno e migliorare la funzione cerebrale. Incorporando asana specifiche, tecniche di respirazione e pratiche di meditazione nella nostra routine quotidiana, possiamo promuovere una migliore salute fisica e mentale, portando a un benessere generale migliore.

Breve panoramica dei contenuti del libro

Certo, ecco una breve panoramica dei contenuti del libro "Yoga for Better Sleep and Brain Function":

Capitolo 1: La scienza del sonno e le funzioni cerebrali In questo capitolo esploreremo l'importanza del sonno e il suo impatto sulle funzioni cerebrali. Discuteremo le diverse fasi del sonno e come contribuiscono al ripristino fisico e mentale. Esamineremo anche i vari fattori che possono influenzare la qualità del sonno e come possono influire sulla funzione cerebrale.

Capitolo 2: Asana yoga per dormire meglio In questo capitolo discuteremo di asana yoga specifiche che possono favorire un sonno migliore. Esploreremo asana che possono aiutare ad alleviare il disagio fisico e la tensione, così come quelli che possono aiutare a calmare la mente e ridurre l'ansia. Forniremo anche istruzioni dettagliate per praticare ogni asana.

Capitolo 3: Pranayama per un sonno migliore e una funzione cerebrale In questo capitolo esploreremo diverse tecniche di respirazione, o pranayama, che possono favorire un sonno migliore e migliorare la funzione cerebrale. Discuteremo esercizi di respirazione profonda che possono calmare la mente e ridurre i livelli di stress, così come quelli che possono aumentare il flusso di ossigeno al cervello e migliorare la funzione cognitiva.

Capitolo 4: Meditazione per un sonno migliore e una funzione cerebrale In questo capitolo discuteremo diverse pratiche di meditazione che possono promuovere un sonno migliore e migliorare la funzione cerebrale. Esploreremo la meditazione della consapevolezza, la meditazione della gentilezza amorevole e altre tecniche che possono aiutare a calmare il sistema nervoso e migliorare la concentrazione e la concentrazione.

Capitolo 5: Creare una pratica yoga quotidiana per dormire

meglio e migliorare la funzione cerebrale In questo capitolo, discuteremo di come incorporare lo yoga nella routine quotidiana per promuovere un sonno migliore e migliorare la funzione cerebrale. Forniremo suggerimenti pratici per lo sviluppo di una pratica yoga regolare, inclusa la definizione di obiettivi, la creazione di un programma e il superamento degli ostacoli.

Capitolo 6: Altri suggerimenti per migliorare il sonno e la funzione cerebrale In questo capitolo, forniremo ulteriori suggerimenti e strategie per promuovere un sonno migliore e migliorare la funzione cerebrale. Esploreremo il ruolo della dieta, dell'esercizio fisico e dell'igiene del sonno nel promuovere una salute fisica e mentale ottimale.

Conclusione: un percorso per migliorare il sonno e la funzione cerebrale Nella conclusione, riassumeremo i punti chiave del libro e forniremo una tabella di marcia per integrare lo yoga nella tua vita per promuovere un sonno migliore e migliorare la funzione cerebrale . Incoraggeremo i lettori ad apportare piccoli cambiamenti sostenibili alla loro routine quotidiana per raggiungere i loro obiettivi e migliorare il loro benessere generale.

CAPITOLO 1: COMPRENSIONE DEL SONNO E DELLA FUNZIONE CEREBRALE

Certo, ecco alcune informazioni sulla comprensione del sonno e della funzione cerebrale:

II. Comprensione del sonno e della funzione cerebrale

Il sonno è un processo complesso, essenziale per il

nostro benessere fisico e mentale. Esistono due tipi principali di sonno: il sonno REM (Rapid Eye Movement) e il sonno non REM.

Durante il sonno non REM, i nostri corpi attraversano una serie di processi riparatori. La nostra frequenza cardiaca e la respirazione rallentano, i nostri muscoli si rilassano e la nostra pressione sanguigna scende. Questo è il momento in cui i nostri corpi riparano e rigenerano i nostri tessuti e organi.

Durante il sonno REM, il nostro cervello diventa più attivo e sperimentiamo sogni vividi. Il sonno REM è fondamentale per la funzione cognitiva e la regolazione emotiva. È anche la fase del sonno in cui consolidiamo i ricordi e apprendiamo nuove informazioni.

Il sonno gioca un ruolo fondamentale nella funzione cerebrale. Durante il sonno, il nostro cervello elabora e consolida le informazioni, permettendoci di ricordare e ricordare ciò che abbiamo appreso durante il giorno. Una buona qualità del sonno è anche legata al miglioramento delle capacità cognitive, come l'attenzione, la risoluzione dei problemi e il processo decisionale.

D'altra parte, la privazione del sonno o la scarsa qualità del sonno possono avere effetti dannosi sulla nostra funzione cerebrale. Può portare a disturbi della memoria, diminuzione della concentrazione e ridotta creatività. La privazione del sonno è stata anche collegata a varie condizioni di salute mentale, come ansia e depressione.

In sintesi, comprendere le diverse fasi del sonno e il loro impatto sulla funzione cerebrale è fondamentale per promuovere una salute fisica e mentale ottimale. Dando la priorità al sonno di buona qualità, possiamo migliorare le nostre capacità cognitive, migliorare il nostro benessere generale e ridurre il rischio di varie condizioni di salute.

La scienza dietro il sonno e il suo impatto sulla funzione cerebrale

Certo, ecco alcune informazioni sulla scienza alla base del sonno e sul suo impatto sulla funzione cerebrale:

Il sonno è essenziale per mantenere la salute fisica e mentale. Durante il sonno, il nostro cervello attraversa una serie di processi riparativi che sono cruciali per una funzione cerebrale ottimale. Questi processi includono:

1. Consolidamento della memoria: mentre dormiamo, il nostro cervello consolida e immagazzina i ricordi della giornata. Questo processo è fondamentale per l'apprendimento e la memorizzazione di nuove informazioni.

2. Plasticità sinaptica: durante il sonno, le connessioni tra i neuroni nel nostro cervello si rafforzano o si indeboliscono.

Questo processo, chiamato plasticità sinaptica, è essenziale per l'apprendimento e la memoria.

3. **Produzione di neurotrasmettitori**: il sonno è necessario anche per la produzione di neurotrasmettitori, sostanze chimiche che trasmettono segnali tra i neuroni nel cervello. I neurotrasmettitori come la dopamina, la serotonina e la noradrenalina sono coinvolti nella regolazione dell'umore, della cognizione e del comportamento.

4. **Sistema glinfatico:** Il sistema glinfatico è un sistema di smaltimento dei rifiuti nel cervello che rimuove le tossine e i prodotti di scarto metabolici. Durante il sonno, il sistema glinfatico si attiva, consentendo un'efficiente rimozione delle scorie.

5. **Regolazione ormonale:** il sonno è importante anche per regolare la produzione di ormoni, come il cortisolo e l'ormone della crescita, che sono coinvolti nella regolazione del metabolismo, della funzione

immunitaria e della risposta allo stress.

D'altra parte, la privazione del sonno o la scarsa qualità del sonno possono avere effetti dannosi sulla funzione cerebrale. La privazione del sonno può portare a menomazioni delle capacità cognitive, come l'attenzione, la memoria e il processo decisionale. La privazione cronica del sonno è stata anche collegata a varie condizioni di salute, come obesità, diabete e malattie cardiovascolari.

In sintesi, il sonno è essenziale per mantenere una funzione cerebrale ottimale. Comprendendo la scienza alla base del sonno e il suo impatto sul cervello, possiamo dare la priorità a un sonno di buona qualità e migliorare il nostro benessere generale.

Disturbi del sonno comuni e loro effetti sulla funzione cerebrale

Certo, ecco alcune informazioni sui comuni disturbi del sonno e sui loro effetti sulla funzione cerebrale:

Esistono diversi disturbi del sonno che possono avere un impatto significativo sulla funzione cerebrale. Ecco alcuni dei disturbi del sonno più comuni e i loro effetti:

1. Insonnia: L'insonnia è un disturbo del sonno caratterizzato da difficoltà ad addormentarsi oa mantenere il sonno. L'insonnia cronica può portare a stanchezza diurna, irritabilità e compromissione delle capacità cognitive come l'attenzione e la memoria.

2. Apnea notturna: l'apnea notturna è un disturbo del sonno in cui la respirazione di una persona viene interrotta durante il sonno. Questo può portare a

russare, ansimare e svegliarsi sentendosi stanchi. L'apnea notturna è stata collegata a disturbi cognitivi come scarsa memoria, attenzione e funzione esecutiva.

3. Sindrome delle gambe senza riposo: la sindrome delle gambe senza riposo (RLS) è una condizione in cui una persona prova sensazioni spiacevoli alle gambe che vengono alleviate dal movimento. La RLS può rendere difficile addormentarsi e mantenere il sonno, portando a stanchezza diurna e disturbi

cognitivi come diminuzione dell'attenzione e della memoria.

4.   Narcolessia: la narcolessia è un disturbo del sonno caratterizzato da eccessiva sonnolenza diurna e improvvisi episodi di sonno. La narcolessia può causare interruzioni nelle capacità cognitive come l'attenzione, la memoria e il processo decisionale.

5.   Disturbi del ritmo circadiano: i disturbi del ritmo circadiano sono disturbi del sonno che si verificano quando l'orologio interno di una persona

non è sincronizzato con l'ambiente esterno. Questo può portare a difficoltà ad addormentarsi o a mantenere il sonno durante la notte e sonnolenza diurna. I disturbi del ritmo circadiano cronici possono avere un impatto negativo sulle capacità cognitive come l'attenzione, la memoria e il processo decisionale.

In sintesi, i disturbi del sonno possono avere un impatto significativo sulla funzione cerebrale, portando a compromissioni delle capacità cognitive come l'attenzione, la memoria e il processo decisionale. Identificando e trattando i disturbi del sonno, possiamo migliorare il nostro benessere generale e le prestazioni cognitive.

Il ruolo dello stress nel sonno e nella funzione cerebrale

Certo, ecco alcune informazioni sul ruolo dello stress nel sonno e nella funzione cerebrale:

Lo stress può avere un impatto significativo sul sonno e sulla funzione cerebrale. Lo stress può rendere difficile addormentarsi e mantenere il sonno, portando a un sonno di scarsa qualità e affaticamento diurno. Lo stress cronico può anche avere effetti a lungo termine sulle funzioni cerebrali, inclusi disturbi delle capacità cognitive come l'attenzione, la memoria e il processo decisionale.

Un modo in cui lo stress può influire sul sonno è aumentare la produzione dell'ormone cortisolo. Il cortisolo è coinvolto nella regolazione della risposta allo stress del corpo e livelli elevati di cortisolo possono rendere difficile addormentarsi e rimanere addormentati. Lo stress cronico e gli alti livelli di cortisolo sono stati anche collegati a cambiamenti nella struttura e nella funzione del cervello, compresi disturbi della memoria e dell'apprendimento.

Lo stress può anche influire sulla funzione dell'ippocampo, una regione del cervello fondamentale per il consolidamento della memoria. Lo stress cronico può portare a una diminuzione delle dimensioni dell'ippocampo e compromissioni nel consolidamento della memoria.

Inoltre, lo stress può anche portare a cambiamenti nella produzione di neurotrasmettitori come la serotonina e la dopamina, che sono coinvolti nella regolazione dell'umore e della cognizione. Lo stress cronico può portare a una diminuzione della produzione di questi neurotrasmettitori, portando a disturbi dell'umore come ansia e depressione.

In sintesi, lo stress può avere un impatto significativo sul sonno e sulla funzione cerebrale. Gestendo lo stress attraverso tecniche come la meditazione consapevole e lo yoga, possiamo migliorare la qualità del nostro sonno e le prestazioni cognitive complessive.

CAPITOLO 2

YOGA PER DORMIRE MEGLIO

Certo, ecco alcune informazioni sull'uso dello yoga per dormire meglio:

Lo yoga può essere uno strumento efficace per migliorare la qualità e la durata del sonno. Praticare yoga prima di coricarsi può aiutare a rilassare la mente e il corpo, favorendo un sonno più riposante. Ecco alcuni modi specifici in cui lo yoga può essere utilizzato per migliorare il sonno:

1. Tecniche di rilassamento: lo yoga incorpora varie tecniche di rilassamento come la respirazione profonda, il rilassamento muscolare progressivo e l'immaginazione guidata. Queste tecniche possono aiutare a ridurre lo stress e promuovere il rilassamento, rendendo più facile addormentarsi e rimanere addormentati.

2.   Stretching e flessibilità: praticare delicati allungamenti yoga prima di coricarsi può aiutare a rilasciare la tensione nel corpo e favorire il rilassamento. Lo stretching può anche migliorare la flessibilità, che può ridurre il rischio di lesioni e migliorare il benessere fisico generale.

3.   Meditazione consapevole: la meditazione consapevole è una tecnica che implica concentrarsi sul momento presente senza giudizio. Praticare la meditazione consapevole prima di andare a letto può aiutare a

calmare la mente e ridurre lo stress, favorendo un sonno più riposante.

4.   Yoga Nidra: Yoga Nidra è una forma di meditazione guidata progettata per promuovere un profondo rilassamento e un sonno ristoratore. Praticare Yoga Nidra prima di andare a letto può aiutare a calmare la mente e promuovere un sonno più riposante.

5.   Miglioramento della salute fisica e mentale generale: la pratica regolare dello yoga può

migliorare la salute fisica e mentale generale, favorendo un sonno migliore. Lo yoga può ridurre lo stress, migliorare la flessibilità e l'equilibrio e migliorare l'umore e il benessere.

In sintesi, lo yoga può essere uno strumento efficace per migliorare la qualità e la durata del sonno. Incorporando tecniche di rilassamento, stretching e flessibilità, meditazione consapevole e Yoga Nidra in una pratica yoga regolare, possiamo promuovere un sonno più riposante e rigenerante.

Panoramica delle pratiche yoga che possono migliorare il sonno

Certo, ecco una panoramica di alcune pratiche yoga che possono migliorare il sonno:

1.   Gentle Hatha Yoga: questo stile di yoga si concentra su tratti delicati ed esercizi di respirazione. È un ottimo modo per rilassare il corpo e la mente

prima di andare a letto e favorire un sonno più riposante.

2. Yoga riparatore: lo yoga riparatore prevede l'uso di oggetti di scena come coperte e sostegni per sostenere il corpo in varie pose. È una pratica profondamente rilassante che può favorire un sonno più riposante.

3. Yin Yoga: lo Yin yoga prevede di mantenere posizioni per un lungo periodo di tempo, di solito tra 3-5 minuti. Questa pratica può aiutare a rilasciare la

tensione nel corpo e favorire il rilassamento.

4. Pranayama: Pranayama è una pratica di controllo del respiro che può aiutare a calmare la mente e ridurre lo stress. Tecniche semplici come la respirazione profonda, la respirazione a narici alternate e la respirazione ujjayi possono essere praticate prima di coricarsi per favorire un sonno più riposante.

5. Yoga Nidra: Yoga Nidra è una forma di meditazione guidata progettata per

promuovere un profondo rilassamento e un sonno ristoratore. Praticare Yoga Nidra prima di andare a letto può aiutare a calmare la mente e promuovere un sonno più riposante.

6. Meditazione: la meditazione implica focalizzare la mente su un singolo punto di concentrazione, come il respiro o un mantra. La pratica regolare della meditazione può aiutare a ridurre lo stress e promuovere il rilassamento, portando a un sonno più riposante.

In sintesi, l'incorporazione di Hatha yoga dolce, yoga riparatore, Yin yoga, pranayama, Yoga Nidra e meditazione in una pratica yoga regolare può aiutare a migliorare la qualità e la durata del sonno. Queste pratiche possono favorire il rilassamento, allentare la tensione nel corpo e calmare la mente, portando a un sonno più riposante e rigenerante.

Asana (pose) e sequenze specifiche per dormire meglio

Certo, ecco alcune asana e sequenze specifiche che possono aiutare a favorire un sonno migliore:

1. Posizione del bambino (Balasana): questa posa è un delicato allungamento per fianchi, cosce e caviglie. Può

aiutare a calmare la mente e favorire il rilassamento.

2. Posa delle gambe alzate (Viparita Karani): questa posa è un'inversione riparatrice che può aiutare a ridurre lo stress e migliorare la circolazione. Può anche favorire il rilassamento e alleviare la fatica.

3. Piegamento in avanti in piedi (Uttanasana): questa posa è un delicato allungamento per i muscoli posteriori della coscia e può aiutare a rilasciare la tensione nella parte bassa della

schiena. Può anche favorire il rilassamento e calmare la mente.

4.   Reclining Bound Angle Pose (Supta Baddha Konasana): questa posa è una posa riparatrice che può aiutare a rilasciare la tensione nei fianchi e nell'inguine. Può anche favorire il rilassamento e calmare la mente.

5.   Posizione del gatto-mucca (Marjaryasana-Bitilasana): questa posa è un delicato riscaldamento per la colonna vertebrale e può aiutare a rilasciare la tensione nella

schiena e nel collo. Può anche favorire il rilassamento e calmare la mente.

Ecco una sequenza che può essere praticata prima di andare a letto per favorire un sonno migliore:

1.   Posizione del bambino (Balasana)

2.   Posizione del gatto-mucca (Marjaryasana-Bitilasana)

3.   Piegamento in avanti in piedi (Uttanasana)

4. Posizione reclinata dell'angolo legato (Supta Baddha Konasana)

5. Posizione delle gambe alzate (Viparita Karani)

Questa sequenza può essere ripetuta 2-3 volte, mantenendo ciascuna posizione per 5-10 respiri. Può aiutare a sciogliere la tensione nel corpo, favorire il rilassamento e preparare la mente e il corpo a un sonno ristoratore.

In sintesi, l'incorporazione di asana specifiche come la posa del bambino, la posa delle gambe alzate, la piegatura in avanti, la posa dell'angolo reclinabile e la posa della mucca-gatto e la pratica di una sequenza di queste posizioni prima di andare a letto può aiutare a favorire un sonno migliore. . Queste pose possono allentare la tensione nel corpo, favorire il rilassamento e calmare la mente, portando a un sonno più riposante e rigenerante.

Tecniche di respirazione (pranayama) per favorire il rilassamento e calmare la mente

Certo, ecco alcune tecniche di pranayama che possono aiutare a promuovere il rilassamento e calmare la mente:

1. **Respirazione profonda (respirazione diaframmatica):** questa tecnica prevede di fare respiri lenti e profondi, riempire completamente i polmoni ed espirare completamente. Può aiutare a rallentare la frequenza cardiaca, ridurre lo stress e calmare la mente.

2. **Respirazione a narici alternate (Nadi Shodhana Pranayama):** questa tecnica prevede l'inalazione attraverso una narice mentre si chiude l'altra, e quindi l'espirazione attraverso la narice opposta. Può aiutare a bilanciare il sistema

nervoso, ridurre lo stress e favorire il rilassamento.

3. Respirazione Ujjayi: questa tecnica prevede l'inspirazione e l'espirazione attraverso il naso, mentre si contraggono i muscoli nella parte posteriore della gola per creare un suono udibile. Può aiutare a calmare la mente e ridurre lo stress.

4. Bhramari Pranayama (Respiro dell'ape): questa tecnica prevede di inspirare profondamente e quindi espirare mentre si emette un ronzio come un'ape. Può aiutare a calmare la

mente, ridurre l'ansia e favorire il rilassamento.

5. Sheetali Pranayama (respiro rinfrescante): questa tecnica prevede di arricciare la lingua e inspirare attraverso la bocca, quindi espirare attraverso il naso. Può aiutare a rinfrescare il corpo, ridurre lo stress e calmare la mente.

In sintesi, incorporare tecniche di pranayama come respirazione profonda, respirazione a narici alternate, respirazione Ujjayi, Bhramari Pranayama e Sheetali Pranayama in una pratica yoga regolare può aiutare a promuovere il rilassamento, calmare la mente e ridurre lo stress. Queste tecniche possono essere praticate prima di coricarsi per preparare la mente e il corpo a un sonno ristoratore.

Pratiche di meditazione per alleviare la mente e favorire il sonno

Certamente! Ecco alcune pratiche di meditazione che possono aiutare ad alleviare la mente e promuovere il sonno:

1.	Meditazione body scan: consiste nel concentrarsi su ogni parte del corpo, dalle dita dei piedi alla testa, e notare qualsiasi tensione o disagio. La pratica prevede la respirazione in quelle aree e il rilascio della tensione, che può aiutare il corpo a rilassarsi e prepararsi al sonno.

2.   Meditazione consapevole: questa pratica implica concentrarsi sul momento presente e osservare pensieri ed emozioni senza giudizio. Può aiutare a ridurre lo stress e l'ansia, che possono contribuire a dormire meglio.

3.   Meditazione della gentilezza amorevole: questa pratica comporta la generazione di sentimenti di amore, gentilezza e compassione verso se stessi e gli altri. Può

promuovere sensazioni di rilassamento e benessere, che possono facilitare l'addormentamento.

4. Yoga Nidra: questa è una pratica di meditazione guidata che comporta un profondo rilassamento e visualizzazione. Può aiutare a ridurre lo stress, l'ansia e la tensione e promuovere sentimenti di calma e tranquillità.

5. Meditazione del canto o del mantra: comporta la ripetizione di un suono, una parola o una frase, in silenzio o ad alta voce.

Può aiutare a calmare la mente e favorire il rilassamento.

Incorporare le pratiche di meditazione in una routine quotidiana può aiutare a rilassare la mente e promuovere un sonno migliore. Queste pratiche possono essere eseguite prima di coricarsi o in qualsiasi altro momento della giornata per ridurre lo stress e favorire il rilassamento.

CAPITOLO 3 :

YOGA PER UNA MIGLIORE FUNZIONE CEREBRALE

Lo yoga può anche avere un impatto significativo sulla funzione cerebrale. Riducendo lo stress e favorendo il rilassamento, lo yoga può aiutare a migliorare la funzione cognitiva, la memoria e la concentrazione. Ecco alcuni modi in cui lo yoga può aiutare a migliorare la funzione cerebrale:

1.   Riduzione dello stress: lo stress cronico può avere effetti negativi sul cervello, tra cui compromissione della memoria e diminuzione della funzione cognitiva. Lo yoga può aiutare a ridurre lo stress e promuovere il rilassamento, che può migliorare la funzione cerebrale e migliorare la memoria.

2.   Miglioramento del flusso sanguigno: alcune posture yoga possono aiutare a migliorare il flusso sanguigno al cervello, che

può aumentare l'apporto di ossigeno e nutrienti, portando a una migliore funzione cognitiva.

3. Bilanciamento del sistema nervoso: lo yoga può aiutare a bilanciare il sistema nervoso simpatico e parasimpatico, che può aiutare a ridurre lo stress e promuovere il rilassamento, portando a una migliore funzione cognitiva.

4. Promuovere la consapevolezza: la consapevolezza è la pratica di essere presenti e consapevoli del momento presente. Lo yoga può aiutare a promuovere la

consapevolezza, che può migliorare la funzione cognitiva e migliorare la memoria.

5. Miglioramento della plasticità cerebrale: la plasticità cerebrale si riferisce alla capacità del cervello di cambiare e adattarsi. È stato dimostrato che lo yoga migliora la plasticità cerebrale, portando a un miglioramento della funzione cognitiva e della memoria.

Per migliorare la funzione cerebrale attraverso lo yoga, prendi in considerazione l'incorporazione di pratiche specifiche nella tua routine, come la meditazione, il pranayama e le posture yoga che si concentrano sull'equilibrio e sulla consapevolezza. Con una pratica costante, puoi migliorare la tua funzione cerebrale e migliorare le tue capacità cognitive complessive.

Panoramica delle pratiche yoga che possono migliorare la funzione cerebrale

Ci sono molte pratiche yoga che possono aiutare a migliorare la funzione cerebrale. Ecco alcuni esempi:

1.   Meditazione: la meditazione è un potente strumento per migliorare la funzione cerebrale. Può aiutare a ridurre lo stress, promuovere il rilassamento e aumentare la consapevolezza, portando a una

migliore funzione cognitiva e memoria.

2.	Pranayama: il pranayama, o respirazione yogica, può aiutare a regolare il sistema nervoso e promuovere il rilassamento, portando a una migliore funzione cognitiva e messa a fuoco.

3.	Inversioni: le inversioni, come i supporti per la testa o per le spalle, possono migliorare il flusso sanguigno al cervello, aumentando l'apporto di ossigeno e sostanze nutritive, che possono migliorare la funzione cognitiva e la memoria.

4. Posture di bilanciamento: le posture di bilanciamento, come la posizione dell'albero o il guerriero III, possono aiutare a migliorare la concentrazione e la concentrazione, portando a una migliore funzione cognitiva.

5. Yoga Nidra: Yoga Nidra, noto anche come sonno yogico, è una pratica di meditazione guidata che promuove un profondo rilassamento e può migliorare la funzione cognitiva e la memoria.

È importante notare che il cervello e il corpo di ogni individuo sono diversi ed è essenziale esplorare pratiche diverse e trovare ciò che funziona meglio per te. Incorporando queste pratiche nella tua routine quotidiana, puoi migliorare la tua funzione cerebrale, migliorare le tue capacità cognitive e condurre una vita più appagante.

Asana e sequenze specifiche per una migliore funzione cerebrale

Ecco alcune asana (pose) e sequenze specifiche che possono aiutare a migliorare la funzione cerebrale:

1.	Saluti al sole: i saluti al sole sono una sequenza di pose che possono aiutare a migliorare la circolazione, aumentare l'apporto di ossigeno e sostanze nutritive al cervello e favorire il rilassamento.

2.   Posa del bambino: la posa del bambino è una posizione di riposo delicata che può aiutare a ridurre lo stress e la tensione nel corpo e favorire il rilassamento.

3.   Warrior II: Warrior II è una posa in piedi che può aiutare a migliorare la messa a fuoco e la concentrazione, portando a una migliore funzione cognitiva.

4.   Posa dell'aquila: la posa dell'aquila è una posa equilibrante che può aiutare a migliorare la messa a fuoco e la concentrazione, portando a una migliore funzione cognitiva.

5.   Cane rivolto verso il basso: Il cane rivolto verso il basso è una posa di inversione che può migliorare il flusso sanguigno al cervello, portando a una migliore funzione cognitiva e memoria.

Ancora una volta, è importante ricordare che il corpo e il cervello di ognuno sono diversi ed è importante trovare ciò che funziona meglio per te. Incorporando queste asana e sequenze nella tua routine quotidiana, puoi migliorare la tua funzione cerebrale, migliorare le tue capacità cognitive e condurre una vita più appagante.

Tecniche di respirazione

Per aumentare il flusso di ossigeno al cervello e migliorare la funzione cognitiva

Le tecniche di respirazione, note anche come pranayama, possono aiutare ad aumentare il flusso di ossigeno al cervello e migliorare la funzione cognitiva. Ecco alcuni esempi di tecniche di pranayama che possono essere utili:

1. Kapalabhati: Kapalabhati, noto anche come respiro "splendente del cranio", è una tecnica che prevede esalazioni rapide e vigorose seguite da inalazioni passive. Questo può aiutare ad aumentare il flusso di ossigeno al cervello e migliorare la chiarezza mentale.

2. Nadi Shodhana: Nadi Shodhana, noto anche come respirazione a "narici alternate", prevede l'inalazione attraverso una narice e l'espirazione attraverso l'altra. Questa tecnica può aiutare a bilanciare gli emisferi sinistro e destro del

cervello, portando a una migliore funzione cognitiva.

3. Ujjayi: la respirazione Ujjayi comporta la respirazione attraverso il naso mentre si restringe la gola, producendo un suono morbido "simile all'oceano". Questo può aiutare a regolare la respirazione e migliorare il flusso di ossigeno al cervello.

4. Bhramari: Bhramari, noto anche come respiro "ape", prevede l'inalazione attraverso il naso e l'espirazione mentre si emette un ronzio. Questo può aiutare a calmare la mente e

ridurre lo stress, portando a una migliore funzione cognitiva.

Incorporare queste tecniche di pranayama nella pratica quotidiana dello yoga può aiutare a migliorare il flusso di ossigeno al cervello e migliorare la funzione cognitiva. È importante ricordare di ascoltare sempre il proprio corpo e respirare comodamente, senza sforzarsi.

Pratiche di meditazione per migliorare la concentrazione, la concentrazione e la chiarezza mentale

La meditazione è un potente strumento per migliorare la concentrazione, la concentrazione e la chiarezza mentale. Ecco alcune pratiche di meditazione che possono essere utili:

1.   Meditazione consapevole: la meditazione consapevole implica portare la tua attenzione al momento presente, senza giudizio. Questo può aiutare a migliorare la concentrazione e la concentrazione allenando la tua mente a rimanere presente e concentrata.

2.   Meditazione della gentilezza amorevole: la meditazione della gentilezza amorevole implica coltivare sentimenti di amore, gentilezza e compassione verso se stessi e gli altri. Questo può aiutare a migliorare la chiarezza mentale

riducendo i pensieri e le emozioni negative che possono annebbiare la mente.

3. Meditazione di visualizzazione: la meditazione di visualizzazione implica la creazione di un'immagine mentale di un obiettivo o risultato specifico. Questo può aiutare a migliorare la concentrazione e la concentrazione fornendo un quadro mentale chiaro di ciò che si desidera ottenere.

4. Meditazione del mantra: la meditazione del mantra comporta la ripetizione

silenziosa di una parola o di una frase a te stesso. Questo può aiutare a migliorare la chiarezza mentale fornendo un punto di messa a fuoco per la mente.

Incorporare queste pratiche di meditazione nella tua pratica yoga quotidiana può aiutare a migliorare la concentrazione, la concentrazione e la chiarezza mentale. È importante ricordare di iniziare con pochi minuti di meditazione e aumentare gradualmente la durata man mano che ti senti più a tuo agio.

CAPITOLO 4 :

METTERE TUTTO INSIEME

In questa sezione, discuteremo di come mettere insieme tutte le pratiche yoga per creare un approccio olistico per migliorare il sonno e la funzione cerebrale.

Innanzitutto, inizia con una pratica yoga delicata che include asana calmanti e tecniche di respirazione come la respirazione diaframmatica, la respirazione a narici alternate e la respirazione ujjayi. Queste pratiche possono aiutare a calmare la mente e ridurre lo stress, il che può favorire un sonno migliore.

Successivamente, incorpora specifiche asana yoga che promuovono il rilassamento e rilasciano la tensione nel corpo, come pieghe in avanti, colpi di scena e delicate inversioni. Queste pose possono aiutare a ridurre la tensione fisica, che può contribuire a dormire meglio.

Dopo la pratica fisica, passa a una pratica di meditazione che include una scansione del corpo, una meditazione consapevole o altre tecniche di meditazione che promuovono il rilassamento e calmano la mente.

Infine, termina la pratica con alcuni minuti di rilassamento profondo o Yoga Nidra per aiutare il corpo a rilasciare completamente la tensione e promuovere un rilassamento più profondo.

Oltre alle pratiche fisiche e di meditazione, è anche importante creare un ambiente favorevole al sonno. Ciò include mantenere la camera da letto fresca, buia e silenziosa ed evitare l'elettronica prima di coricarsi. Anche sviluppare una routine del sonno coerente e incorporare pratiche di rilassamento la sera può essere utile per favorire un sonno migliore.

Incorporando queste pratiche yoga in una routine quotidiana e creando un ambiente favorevole al sonno, puoi migliorare sia il sonno che la funzione cerebrale,

101

portando a una maggiore salute e
benessere generale.

Suggerimenti per sviluppare una pratica yoga coerente per un sonno migliore e una funzione cerebrale

Sviluppare una pratica yoga coerente per un sonno migliore e una funzione cerebrale può richiedere impegno e dedizione, ma i benefici possono valerne la pena. Ecco alcuni suggerimenti per aiutarti a stabilire e mantenere una pratica regolare:

1. Stabilisci un programma: decidi un momento che funziona meglio per te per praticare lo yoga e impegnarti a farlo. Questo può aiutarti a stabilire una routine e renderla un'abitudine.

2. Inizia in piccolo: inizia con pochi minuti di pratica yoga ogni giorno e aumenta gradualmente il tempo man mano che il tuo corpo si adatta. È meglio iniziare in piccolo e costruire gradualmente, piuttosto che cercare di fare troppo e troppo presto esaurirsi.

3.   Scegli una pratica che ti piace: trova uno stile o una pratica yoga che ti piace e che ti fa sentire bene nel tuo corpo. Questo può aiutarti a rimanere motivato e rendere più facile attenersi a una pratica regolare.

4.   Trova una comunità: unisciti a un corso di yoga o trova un gruppo di amici che praticano anche yoga. Avere supporto e incoraggiamento può aiutarti a rimanere impegnato nella tua pratica.

5.   Mantienilo semplice: non hai bisogno di molte attrezzature

fantasiose o di una routine complicata per praticare lo yoga. Un semplice tappetino da yoga e alcune pose di base possono essere tutto ciò di cui hai bisogno per iniziare una pratica regolare.

6. Sii paziente: lo sviluppo di una pratica yoga regolare richiede tempo e pazienza. Non scoraggiarti se perdi un giorno o se i progressi sembrano lenti. Ricorda che ogni passo conta per migliorare il sonno e la funzione cerebrale.

Seguendo questi suggerimenti, puoi stabilire e mantenere una pratica yoga coerente che promuova un sonno migliore e una funzione cerebrale, portando a un miglioramento della salute e del benessere generale.

Esempio di routine quotidiana per risultati ottimali

Ecco un esempio di routine quotidiana che incorpora pratiche yoga per un sonno ottimale e una funzione cerebrale:

Mattina:

- Svegliati alla stessa ora ogni giorno per stabilire un ciclo sonno-veglia coerente

- Pratica delicati tratti di yoga e pranayama per 10-15

minuti per energizzare il corpo e liberare la mente

• Goditi una sana colazione per nutrire il corpo e il cervello

Mezzogiorno:

• Prenditi una pausa dal lavoro o da altre attività per praticare alcuni minuti di respirazione consapevole o una meditazione yoga nidra per aiutare a ridurre lo stress e favorire il rilassamento

Sera:

• Rilassati la sera con una pratica yoga delicata che include asana calmanti e tecniche di respirazione come la respirazione diaframmatica e la respirazione a narici alternate per favorire il rilassamento

• Incorpora asana yoga specifiche che promuovono il rilassamento e rilasciano la tensione nel corpo, come piegamenti in avanti, colpi di scena e dolci inversioni

• Termina la pratica con alcuni minuti di rilassamento profondo o Yoga Nidra per aiutare il corpo a rilasciare completamente la tensione e promuovere un rilassamento più profondo

• Crea un ambiente favorevole al sonno mantenendo la camera da letto fresca, buia e silenziosa ed evitando l'elettronica prima di andare a dormire

• Pratica qualche minuto di meditazione prima di andare a letto per calmare la mente e favorire un sonno ristoratore

Incorporando queste pratiche yoga in una routine quotidiana, puoi promuovere un sonno migliore e una funzione cerebrale, portando a un miglioramento della salute e del benessere generale. Ricorda di essere paziente e coerente nella tua pratica e ascolta le esigenze del tuo corpo per adattare la routine secondo necessità.

Incorporare altre sane abitudini per sostenere il benessere generale

Sebbene incorporare le pratiche yoga nella tua routine quotidiana possa aiutare a promuovere un sonno migliore e una funzione cerebrale, è anche importante adottare altre abitudini sane che supportano il benessere generale. Ecco alcune abitudini aggiuntive da considerare di incorporare:

1. Esercizio fisico regolare: è stato dimostrato che l'esercizio

fisico migliora la qualità del sonno, riduce lo stress e migliora la salute generale. Prendi in considerazione l'idea di aggiungere esercizi di intensità moderata alla tua routine, come camminare a ritmo sostenuto, andare in bicicletta o nuotare.

2. Dieta sana: una dieta equilibrata e sana può aiutare a sostenere un buon sonno e la funzione cerebrale. Cerca di seguire una dieta ricca di frutta, verdura, cereali integrali, proteine magre e grassi sani.

3.   Rilassamento consapevole: incorpora altre tecniche di rilassamento nella tua routine, come esercizi di respirazione profonda, rilassamento muscolare progressivo o meditazione consapevole.

4.   Igiene del sonno: pratica buone abitudini di igiene del sonno, come stabilire un programma di sonno regolare, evitare caffeina e alcol prima di coricarsi e creare un ambiente di sonno rilassante.

5.   Limitare il tempo davanti allo schermo: evitare di utilizzare

dispositivi elettronici prima di andare a letto, poiché la luce blu emessa dagli schermi può disturbare il sonno.

6. Connessione sociale: il mantenimento delle connessioni sociali può aiutare a ridurre lo stress e migliorare il benessere generale. Prendi in considerazione l'idea di entrare a far parte di un club o di un gruppo in linea con i tuoi interessi.

Adottando queste abitudini sane aggiuntive, puoi sostenere la tua salute e il tuo benessere generali, che a loro volta possono migliorare il tuo sonno e la funzione cerebrale. Ricorda di iniziare in piccolo e apportare modifiche graduali alla tua routine per garantire il successo a lungo termine.

CONCLUSIONE

In conclusione, praticare lo yoga può essere uno strumento utile per promuovere un sonno migliore e una funzione cerebrale migliore. Incorporando asana yoga, pranayama e meditazione nella tua routine quotidiana, puoi aiutare a calmare la mente, ridurre lo stress e promuovere il rilassamento, che a sua volta può migliorare la qualità del sonno e la funzione cognitiva.

È importante ricordare che l'adozione di una pratica yoga

coerente richiede tempo e pazienza, ed è importante ascoltare il proprio corpo e adattare la propria routine secondo necessità. Inoltre, incorporare altre sane abitudini come l'esercizio fisico regolare, una dieta sana e una buona igiene del sonno possono supportare ulteriormente il tuo benessere generale.

Adottando un approccio olistico alla salute e al benessere, puoi migliorare non solo il sonno e le funzioni cerebrali, ma anche la qualità complessiva della vita. Allora perché non provare a incorporare alcune di queste pratiche yoga nella tua routine quotidiana e vedere come possono aiutarti a ottenere un sonno migliore e una funzione cognitiva migliore?

Riepilogo dei benefici dello yoga per un sonno migliore e una funzione cerebrale

Ricapitolando, lo yoga può offrire numerosi benefici per migliorare sia il sonno che la funzione cerebrale. Ecco alcuni punti chiave:

1. Lo yoga può aiutare a calmare la mente e ridurre lo stress, il che può portare a una migliore qualità del sonno e a una migliore funzione cognitiva.

2. Asana e sequenze yoga specifiche possono aiutare a favorire il rilassamento e preparare il corpo al sonno.

3. Le tecniche di Pranayama possono promuovere un profondo rilassamento e calmare la mente, il che può anche aiutare a migliorare la qualità del sonno.

4.   Le pratiche di meditazione possono aiutare ad alleviare la mente e promuovere il rilassamento, che può portare a un sonno migliore.

5.   Una pratica yoga coerente può aiutare a stabilire una sana routine del sonno, che può migliorare la qualità complessiva del sonno e la funzione cognitiva.

6.   Incorporare altre abitudini sane come l'esercizio fisico regolare, una dieta sana e una buona igiene del sonno possono supportare ulteriormente i benefici dello yoga per un sonno

migliore e una funzione cerebrale.

Incorporando queste pratiche nella tua routine quotidiana, puoi goderti un sonno migliore, ridurre lo stress e migliorare la funzione cognitiva, portando a una vita più felice e più sana.

Pensieri finali e incoraggiamento a continuare a praticare lo yoga per migliorare la salute e il benessere.

Incorporare lo yoga nella tua routine quotidiana per migliorare il sonno e la funzione cerebrale è un modo efficace per migliorare la tua salute e il tuo benessere generale. Anche se i benefici dello yoga potrebbero non essere immediati o facilmente visibili, con una pratica costante inizierai a notare cambiamenti positivi nella qualità del sonno e nella funzione cognitiva.

È importante ricordare che il viaggio di ognuno con lo yoga è diverso ed è importante essere pazienti e gentili con se stessi. Prendendo il tempo per esplorare diverse pratiche e trovare ciò che funziona meglio per te, puoi sviluppare una routine yoga sostenibile e divertente che supporti la tua salute e il tuo benessere.

Quindi, che tu sia uno yogi esperto o che abbia appena iniziato, sappi che ogni piccola cosa conta e che i benefici della tua pratica continueranno a crescere nel tempo. Quindi, continua a esercitarti, rimani curioso e goditi il viaggio verso un sonno migliore e una funzione cerebrale migliore!

www.ingramcontent.com/pod-product-compliance
Lightning Source LLC
Chambersburg PA
CBHW061355250726
48657CB00004B/1500